AF463437

BLESSURES

PAR ARMES A FEU

BLESSURES PAR ARMES A FEU

ÉTUDES MÉDICO-LÉGALES ET CHIRURGICALES

PAR

LE DOCTEUR MARMY

DE COLIGNY (AIN)

Médecin principal de 2e classe

Chef de l'hôpital militaire des Collinettes (Lyon),

Chevalier de l'ordre impérial de la Légion d'honneur,

Officier de l'ordre impérial du Medjidié, Décoré de la médaille de Crimée,

Lauréat du Val-de-Grâce,

Membre correspondant de la Société anatomique de Paris,

de la Société impériale de Constantinople,

de la Société d'émulation

de l'Ain,

etc.

LYON

IMPRIMERIE D'AIMÉ VINGTRINIER

RUE DE LA BELLE-CORDIÈRE, 14

1864

BLESSURES

PAR ARMES A FEU

ÉTUDES MÉDICO-LÉGALES ET CHIRURGICALES.

Dans son *Traité de chirurgie d'armée*, M. le professeur Legouest s'exprime ainsi sur le sujet qui nous occupe : « Les « suicides, dans l'armée, ont presque tous lieu par coups de « feu, etc. L'intention des gens qui, pour se suicider, se « tirent un coup de fusil ou de pistolet à la tête, dans la « bouche ou sous le menton, est souvent trompée ; ils man- « quent fréquemment leur but et ne réussissent qu'à se « faire des mutilations plus ou moins étendues.

« Lorsqu'ils (les hommes) se frappent debout, ils placent « ordinairement le bout du canon sous le menton, renver- « sant la tête en arrière, et se manquent souvent ; couchés, « ils renversent moins la tête et atteignent mieux leur but.

« Les coups de fusil et surtout les coups de pistolet tirés « sous le menton sont, de tous les coups de feu, ceux qui

« manquent le plus souvent leur but, tout en donnant lieu
« aux plus graves mutilations. » (1)

A l'appui des considérations générales exposées par M. Legouest, nous apportons deux observations : la première n'a qu'un intérêt médico-légal, c'est le tableau des lésions occasionnées par une balle cylindro-conique tirée sous le menton, dans une position donnée ; la deuxième observation, outre les effets produits par la balle, nous fournit des faits intéressants au point de vue de la pratique chirurgicale.

Observation I.

Le 26 octobre 1863, vers dix heures et demie du soir, le nommé D..., sergent au 37e de ligne, jeune homme de 23 ans, fut trouvé mort derrière le deuxième bâtiment du fort Loyasse. Les hommes du poste s'étaient portés sur ce point, attirés par l'explosion d'une arme à feu.

Le corps, de grande taille, vigoureusement constitué, est étendu sur les derniers degrés de l'escalier en pierre du talus des fortifications, il repose sur le dos. La face est horriblement mutilée, un fusil de munition est couché en long sur le cadavre, une mare de sang baigne les derniers degrés de l'escalier. Le corps n'a pour tout vêtement qu'une chemise, un pantalon garance et un caleçon boutonnés à la ceinture.

(1) *Traité de chirurgie d'armée.* L. Legouest; page 396 et suivantes, 1863.

Du côté droit, le pantalon est relevé jusqu'au genou, le pied du même côté est nu; à droite du corps, on voit une chaussette blanche et un soulier avec sa guêtre blanche.

En examinant la tête, on trouve au-dessous du menton une ouverture oblongue de quatre centimètres dans sa plus grande dimension, s'étendant suivant une ligne oblique partant de la ligne médiane en arrière du menton et se rendant vers l'os hyoïde, côté droit. Autour de cette ouverture, l'épiderme est enlevé, et tout le voisinage est maculé de noir, les lèvres de cette ouverture offrent une section très-nette, non frangée; la peau du menton est intacte, mais la lèvre inférieure est déchirée en trois larges lambeaux, le maxillaire inférieur lui-même est brisé en quatre ou cinq fragments restés en place; toute la face a disparu; les parois buccales, déchirées en lambeaux noircis par l'explosion de la poudre, sont rejetées en arrière. La partie antérieure de la cavité crânienne, largement ouverte, est brisée en nombreuses esquilles; tous les lobes antérieurs du cerveau, réduits en bouillie, se mêlent au sang liquide ou coagulé.

Dans la poche de droite du pantalon, on trouve un paquet de cartouches; on constate l'absence de deux cartouches.

Des faits indiqués ci-dessus, de la position du corps, de l'arme, de l'état des vêtements, de l'examen de la blessure, on peut conclure : 1° que le sergent D... s'est donné la mort volontairement; 2° que la mort a été instantanée; 3° que, pour accomplir son funeste projet, le nommé D... s'est assis sur la troisième ou quatrième marche de l'escalier, après avoir relevé son pantalon, ôté sa guêtre et sa chaussette. Le gros orteil droit a dû servir à presser la gachette du fusil;

la tête devait être appuyée en arrière sur la face supérieure d'une marche d'escalier, et en haut contre la face antérieure de la marche suivante. L'extrémité du canon du fusil devait toucher le plancher de la cavité buccale; ce plancher présente une ouverture oblongue très-nette, à bords noircis par la déflagration de la poudre; autour de cette plaie d'entrée, l'enlèvement de l'épiderme témoigne d'une brûlure produite par la même cause, mais les effets de la déflagration de la poudre ne se sont bien fait sentir que dans la cavité buccale qui a été détruite, ainsi que toute la partie antérieure de la cavité crânienne.

Le fusil contenait-il deux cartouches superposées? Les désordres ont été tels qu'on pourrait admettre le fait, en voyant l'état des parties, ce magma informe de chair, d'os broyés, déchirés. Cet effet physique du coup de feu doit être plutôt rapporté à la déflagration de la poudre qu'à l'action des projectiles.

La poudre de la deuxième cartouche superposée n'aurait-elle fait explosion qu'après être parvenue dans la cavité buccale? On a lieu de le croire, sans pouvoir le prouver.

En effet, à une aussi faible distance, la balle cylindro-conique ou les deux balles n'auraient pu produire que deux ou trois ouvertures plus ou moins grandes, sans les brûlures et déchirures énormes qui ont détruit toute la face et la partie antérieure du crâne. Est-il indispensable d'admettre la déflagration des deux cartouches pour expliquer les effets observés? Nous ne le pensons pas; une seule cartouche est suffisante, pourvu que le mouvement expansif résultant de la déflagration de la poudre se fasse dans la cavité buccale, et pour que cet effet se produise, il faut que l'extrémité du canon s'appuie exactement contre une des parois molles de la cavité.

Ainsi, il nous paraît que les désordres que nous avons décrits ont été produits par l'effet de la déflagration de la poudre d'une ou de deux cartouches, et non par une ou deux balles cylindro-coniques.

OBSERVATION II.

Le 7 juillet 1862, vers onze heures du soir, le nommé Alexandre M..., âgé de 28 ans, sous-officier au 17e de ligne, prit la résolution de se brûler la cervelle à la suite de petits ennuis qu'il ne nous a pas fait connaître, mais que ses amis et ses chefs disent être de peu d'importance. La conduite de ce sous-officier a toujours été parfaite, on le regarde comme un bon sujet; il est d'une vigueur peu commune.

Voici le récit des dispositions que ce jeune homme prit pour mettre son projet à exécution.

Etant seul dans sa chambre, il chargea son fusil avec une cartouche, et après avoir enlevé la chaussure de son pied droit, il s'appuya debout contre un meuble qu'il dépassait de toute la tête; plaçant alors l'extrémité du canon du fusil sous le menton, la sous-garde du fusil tournée en avant, il pressa la gachette avec son gros orteil droit, le coup partit et M... tomba sans connaissance sur le plancher, où il resta étourdi pendant environ 3/4 d'heure; il présentait une large blessure au menton. Porté immédiatement à l'hôpital, M...

nous arriva vers minuit. Nous le vîmes environ une heure après l'accident, il était parfaitement revenu à lui-même ; nous étions obligés d'accepter les données fournies par les militaires qui l'avaient apporté ; toutefois, nous devons noter qu'avant de mettre son funeste projet à exécution, M... avait bu une certaine quantité de liquide alcoolique, comme le témoignaient encore des exhalaisons qui nous arrivaient à travers la plaie ; en sorte qu'il est difficile de dire si la perte de connaissance a été sous l'influence de l'ivresse alcoolique ou de la commotion cérébrale ; nous reviendrons plus tard sur ce point.

Nous constatons un fait, c'est que le blessé, au moment où nous l'examinons, est parfaitement maître de lui-même, présentant seulement un peu d'excitation.

L'état moral est bon. Nous faisons remarquer à M... que s'il est bien décidé à se détruire, il est inutile qu'il se soumette aux souffrances que nous allons être obligé de lui faire subir pour remédier à la lésion produite. Nous lui promettons une guérison complète et sans difformité bien appréciable.

M... nous fait comprendre par signes qu'il est bien décidé à se soumettre à tout ce que l'on jugera nécessaire pour sa guérison, et qu'il a renoncé à l'intention de se détruire.

Etat de la blessure. — Quand le coup est parti, la tête a dû instinctivement se rejeter fortement en arrière, car nous voyons un sillon oblique commencer à un centimètre en avant du corps de l'os hyoïde, se creuser de plus en plus profondément et arriver contre la symphyse du maxillaire inférieur, qui est broyé dans toute sa hauteur ; les quatre dents incisives, leurs alvéoles, tout est brisé, enfoncé par esquilles à la base de la langue; le menton, parties molles et parties osseuses, a disparu, moins un petit pont d'une épaisseur d'un centimètre environ, qui est formé par toute l'épaisseur du bord libre de la lèvre inférieure; les bords de cette plaie énorme sont noirs, brûlés; çà et là on aperçoit quelques petites phlyctènes. Tous les muscles, de la base de la langue à la face inférieure, sont mis à nu. la portion libre de la langue est intacte, les muscles génio-glosses, en se contractant, ont entraîné, dans le fond de la plaie, les apophyses géniennes auxquelles ils s'attachaient; par précaution, et pendant nos manœuvres opératoires, nous jetons une anse de fil en arrière de ces fragments osseux que nous ramenons en avant.

Il serait assez difficile de décrire exactement tous les désordres de cette vaste plaie: os broyés, dents brisées, incrustées çà et là dans les chairs brûlées, dilacérées, tel est d'une manière générale, l'aspect de cette large blessure.

Notre premier soin fut de nettoyer la plaie de tous les détritus formant corps étrangers. Nous enlevons toutes les esquilles avec soin, elles sont nombreuses et beaucoup offrent un certain volume, tandis que nous trouvons çà et là une sorte de poussière osseuse; tout cela est enlevé au moyen d'injections d'eau froide; des lambeaux de tissu cellulaire, désorganisés complètement, sont excisés sur plusieurs points. Nous régularisons le plus que nous pouvons tous les lambeaux de la plaie. Aucune hémorrhagie sérieuse ne se déclare, nous n'avons qu'un petit suintement sanguin. La plaie se trouve réduite à peu près aux proportions d'une résection de la portion mentonnière du maxillaire inférieur avec des parties molles taillées en lambeaux irréguliers. Nous tâchons de ramener de plus en plus notre blessure à l'état d'une opération normale, en sectionnant, au moyen de fortes tenailles incisives, les saillies que présentent les surfaces osseuses fracturées comminutivement.

Les ligatures jetées sur les génio-glosses étant abandonnées à elles-mêmes, aucun accident de suffocation ne se produisait, la langue restait en place; mais quand nous voulions ramener au contact les extrémités fracturées, immédiatement le blessé était pris d'angoisse, phénomène qui cessait par l'écartement des branches du maxillaire inférieur.

Nous avons donc coupé les ligatures des génio-glosses et abandonné ces muscles à leur rétraction naturelle; la plaie ne fournissait plus qu'un suintement sanguin insignifiant.

Nous avons commencé par réunir les lambeaux antérieurs au moyen de la suture entortillée, de manière à refaire la lèvre inférieure, laissant, du reste, subsister un certain écartement entre les deux branches du maxillaire inférieur: 1° afin d'éviter les sentiments d'angoisse dont le malade était pris quand on ramenait ces branches au contact; 2° il est aisé de prévoir que le développement normal des accidents pathologiques allait déterminer un gonflement considérable des parties, que la suppuration fournie par les surfaces lésées serait abondante et offrirait, en se mélangeant aux liquides buccaux, une odeur insupportable. La plaie, restant largement ouverte par son orifice inférieur, laissait un facile et constant écoulement aux matières sécrétées, pus et salive.

Il était indispensable de trouver un appareil qui maintînt les fragments osseux aussi immobiles que possible, sans s'altérer par les sécrétions buccales ; nous avons choisi pour cela une plaque en gutta-percha d'un centimètre d'épaisseur, de quatre décimètres de long et douze centimètres de large, découpée de manière à pouvoir former le bandage connu sous le nom de fronde.

Après avoir ramolli dans de l'eau bouillante cette plaque de gutta-percha, nous la mettons en place, de manière à obtenir une gouttière solide moulée exactement sur la forme des parties.

Nous doublons intérieurement cette gouttière d'une lame de ouate et, introduisant une mèche enduite de styrax dans la plaie inférieure, nous immobilisons par un chevestre simple la gouttière. Le malade est presque assis dans son lit ; les mouvements de déglutition sont très-douloureux ; les boissons sont portées dans le fond de la bouche au moyen d'un biberon à long bec ; l'absence des dents inférieures et l'écartement des branches du maxillaire inférieur laissent toute liberté à cette manœuvre.

La cavité buccale s'ouvre largement au dehors par la plaie inférieure, laissant les boissons alimentaires s'écouler en partie par ce point. Toutes les matières liquides, pus, sécrétions, boissons, vont souiller le pansement que nous sommes obligés de changer quatre fois par jour.

Le 8, journée parfaite ; la tête est très-libre, le malade boit quatre bouillons dans sa journée.

Le 9 au matin, au moment du pansement, une hémorrhagie se déclare dans le fond de la plaie ; il est impossible de découvrir le point de départ précis de cette hémorrhagie. Liant ensemble, en forme de queue de cerf-volant, quatre bourdonnets de charpie, nous les trempons dans une solution de perchlorure de fer (liqueur de Pravaz). Ces bourdonnets, tassés dans l'intérieur de la plaie, sont comprimés légèrement au moyen du plan solide formé par la fronde en gutta-percha. Quatre bouillons, tisane d'orge miellée et émétisée à 0,05, une selle le soir; état général, bon.

Du 9 au 25 s'étend une période pénible ; cinq ou six fois des hémorrhagies assez abondantes ont dû être arrêtées au moyen du perchlorure de fer. En même temps, nous donnons constamment au malade du bouillon froid et des morceaux de glace qu'il promène dans sa bouche.

Vers le 27, la tuméfaction des parties molles a diminué, la suppuration est de bonne qualité. La surface des plaies apparaît rosée; nous ajoutons deux nouveaux points de suture pour réunir complètement en avant la plaie du menton.

En même temps, nous appliquons sur les deux branches du maxillaire inférieur deux tampons en coton, dont l'effet est de refouler l'un contre l'autre les deux fragments du maxillaire inférieur. Nous nous étions préalablement assuré que le rapprochement de ces deux branches ne déterminait plus les accès de suffocation notés le premier jour.

On fait journellement dans la plaie des injections d'eau additionnée au 10e de la solution de perchlorure de fer, non plus pour remédier à des hémorrhagies, mais pour empêcher la mauvaise odeur des humeurs.

Vers le 5 août, le malade peut avaler des panades très-claires, on lui en donne quatre par jour, au moyen du biberon. La plaie inférieure communique toujours librement avec l'intérieur de la bouche.

A diverses reprises, il y a eu extraction d'esquilles osseuses, six petites et trois du volume d'une grosse noisette.

Le 28 août, nous trempons de nouveau dans l'eau notre moule de gutta-percha, afin de l'adapter d'une manière plus exacte à la nouvelle forme de la mâchoire dont les branches, en forme de V, sont à peu près complètement réunies sur la ligne médiane.

Pendant tout le mois de septembre, on voit la plaie se rétrécir de plus en plus et la mâchoire acquérir une solidité suffisante pour permettre de mâcher la mie de pain, panades, légumes en purée, viande découpée ; le blessé commence à manger très-facilement ; son état général est parfait.

Dans les premiers jours d'octobre, la consolidation paraît très-avancée ; cependant quand, saisissant des deux mains les branches du maxillaire inférieur, on lui imprime du mouvement en sens inverse, on perçoit encore un peu de mobilité ; sur la ligne médiane, une cicatrice, fortement déprimée au centre et adhérente aux os, se montre dans le point où était la saillie du menton qui a disparu. La mâchoire est modifiée dans la forme ; au lieu de décrire une courbe parabolique comme à l'état normal, elle n'est plus constituée que par deux lignes droites réunies en avant, de manière à former un angle antérieur s'ouvrant en arrière.

Les deux canines qui forment la limite antérieure de ce qui reste des branches du maxillaire se touchent presque sur la ligne médiane. Lorsque le malade rapproche la mâchoire inférieure de la supérieure, on voit que l'arcade dentaire inférieure est située suivant une ligne postérieure à celle des dents supérieures. Les dernières molaires seules se correspondent, et pour que la mastication soit possible, le blessé est obligé d'exécuter des mouvements très-prononcés de latéralité par la mâchoire inférieure.

A la fin d'octobre, la gouttière en gutta-percha est supprimée ; la plaie est complètement cicatrisée, l'immobilité du point fracturé fait tous les jours des progrès ; le blessé peut, en portant sa mâchoire inférieure à droite ou à gauche, triturer la croûte du pain et la viande.

Le 2 décembre, le blessé, complètement guéri, est envoyé en congé de convalescence dans sa famille. Nous avons appris depuis cette époque que l'état de ce sous-officier était parfait. La forme de la face était changée évidemment, la saillie du menton a disparu, la cicatrice, fortement déprimée sur la ligne médiane, est recouverte par la barbe, et vraiment il est fort difficile, en voyant l'état actuel, de se représenter la mutilation primitive qui s'est produite chez ce militaire.

Cette blessure nous a permis de vérifier plusieurs assertions scientifiques sur lesquelles il nous paraît intéressant de revenir.

Immédiatement après le coup de feu, le malade est tombé à terre, il se croyait mort, comme il me l'a raconté depuis ; il a mis une demi-heure ou trois quarts d'heure à recouvrer l'intégrité de ses sens. La perte de connaissance provenait-elle d'une commotion cérébrale produite par le contre-coup de la blessure, comme le professait Dupuytren (1), ou bien devait-elle être attribuée à une autre cause?

(1) Leçons orales, tome VII.

Après avoir examiné le malade, pris des renseignements exacts sur les circonstances de cette tentative de suicide, et vu la marche des accidents, j'ai la conviction que la commotion cérébrale traumatique a été à peu près nulle. Avant de se tirer le coup de feu, M... avait bu toute la soirée une assez grande quantité de vin et d'eau-de-vie ; les accidents primitifs généraux étaient sous l'influence de l'ivresse alcoolique et de l'état moral.

M. le baron H. Larrey a démontré, contrairement à l'opinion de Dupuytren, que dans des cas semblables, la commotion cérébrale n'était jamais grave. L'observation actuelle vient encore s'ajouter aux faits sur lesquels M. H. Larrey a basé son opinion qui est généralement admise (1). Nous n'avons eu chez notre blessé aucun accident consécutif se reliant aux accidents de la commotion cérébrale.

Les anciens chirurgiens avaient signalé le danger de la section des muscles génio-glosses à leur insertion génienne dans la résection médiane du maxillaire inférieur. Refoulement de la langue qui, privée de son attache antérieure, est reportée en arrière par les muscles stylo-glosses, hyo-glosses, etc. De là, suffocation imminente. Pour remédier à ces accidents, Lallemand est forcé de pratiquer la trachéotomie, Magendie perd un de ses malades, etc.

Dupuytren, Delpech, Bégin, dans le but de s'opposer à la rétrocession de la langue, ont indiqué divers procédés opératoires qui sont indiqués dans tous les traités de médecine opératoire.

(1) *Bulletin de l'Académie de médecine*, p. 558, t. XVI.

A côté de cette opinion qui s'appuie sur d'aussi grandes autorités chirurgicales, M. le baron H. Larrey a établi une opinion diamétralement opposée ; fort d'un grand nombre de faits bien observés, il a démontré que dans les lésions traumatiques de la portion mentonnière du maxillaire inférieur avec arrachement des muscles génio-glosses, la langue ne se porte pas en arrière, qu'elle reste fixe ou se porte en avant (2).

Quand nous songions à l'autorité des noms de Dupuytren, Bégin, Delpech, etc., malgré nos convictions qui sont conformes à celles de M. H. Larrey, nous n'avons pu nous empêcher de jeter une ligature sur les muscles génio-glosses, afin d'être préparé à tout évènement.

Notre blessé nous a donné une fois de plus l'occasion de vérifier l'exactitude des données établies par M. H. Larrey.

La ligature abandonnée à elle-même, les muscles se sont rétractés et la langue est restée en place ; nous avons tiré sur nos ligatures et soumis les muscles à des tractions, sans faire exécuter à la langue aucun mouvement de projection bien marqué.

Si nous écartions les deux branches du maxillaire inférieur, la langue se portait en avant; si, au contraire, après la perte de substance subie, nous tentions de mettre en contact les deux surfaces traumatiques, immédiatement des accidents de suffocation se produisaient.

(2) Voir le *Bulletin de l'Académie de médecine*, 1851, *loco citato*. — *Bulletin de la Société de chirurgie*, t. V, p. 268.

Nous avons dit que vers le 35e jour de la blessure, nous avons pu, sans provoquer d'accidents, amener au contact les deux fragments.

QUELQUES CONSIDÉRATIONS SUR LE TRAITEMENT.

Aucune subtance mieux que le gutta-percha ne se prêtait à la construction de la gouttière qui nous était nécessaire.

En effet, cette substance, ramollie par l'eau chaude, se moule facilement et exactement sur les parties ; de plus, le pus, la salive, tous les liquides pris en boisson par les malades ne peuvent altérer cette substance ; d'autre part, sa pesanteur ne dépasse pas celle d'une lame de carton de même volume, et sa solidité est plus grande. Nous pensons donc que dans les appareils qui doivent être en contact avec des sécrétions normales ou pathologiques du corps, on aura recours avec avantage aux lames de gutta-percha.

Des injections de perchlorure. — Les chirurgiens savent l'odeur infecte que présentent les lésions des fosses nasales, de la cavité buccale, de l'anus.

Une hémorrhagie, cinq ou six fois renouvelée chez notre blessé, nous avait amené à tamponner la plaie avec des bourdonnets imbibés de solution de perchlorure de fer (liqueur de Pravaz) ; à chacun des pansements suivants, nous avons remarqué que l'odeur de l'appareil souillé de pus était moins repoussante qu'après les pansements que nous avions arrosés de chlorure de soude. Cela nous a amené à ajouter à l'eau un 10e de solution de perchlorure et à laver la cavité suppurante avec cette eau. C'est là un excellent désinfectant qui nous a été très-utile.

On pourrait trouver que nous avons bien tardé à ramener au contact les deux fragments composant le maxillaire inférieur. Nous avons dû agir ainsi, à cause du gonflement inflammatoire de la langue et des parties voisines au début, ce n'est qu'après la détersion de la plaie, la production de bourgeons de bonne nature, qu'il nous a été permis de rapprocher nos deux fragments ; de plus, il nous paraissait inutile d'agir autrement, le travail de consolidation ne commençant pas, dans les cas semblables, avant le 25e ou le 30e jour.

BLESSURE PAR UN COUP DE FEU

Distance du point de tir, 1,100 mètres.

CARABINE DE CHASSEURS A PIED.

BLESSURE

PAR UN COUP DE FEU.

Aujourd'hui que la forme des projectiles lancés par les armes à feu est changée et que les armes elles-mêmes ont subi des modifications qui augmentent la justesse et la portée du tir, il nous a paru intéressant de publier l'observation suivante.

Le 20 août 1861, le 14e bataillon de chasseurs à pied s'exerçait au tir à la cible, dans le Grand-Camp de Lyon. Les hommes tiraient à une distance de 1,100 mètres. Le nommé Escoubé, caporal sapeur du bataillon, âgé de 40 ans, était placé dans un abri, près de la butte où se trouvait la cible; il devait marquer les coups atteignant le but. La chaleur était intense. Escoubé pensa qu'il pouvait, sans inconvénient, sortir de son abri et aller boire à une fontaine voisine; le projet, aussitôt conçu, est mis à exécution; ce caporal s'avança en rampant le long de la butte; malheureusement, à ce moment, le tir recommença, et une balle cylindro-conique, tirée à cette distance de 1,100 mètres, vint frapper cet homme et lui traversa le corps de part en part vers le milieu du tronc. On s'empressa d'aller relever le blessé qui fut immédiatement porté à l'hôpital des Collinettes.

Escoubé, de taille moyenne, vigoureusement constitué, ne paraît que médiocrement inquiet de sa blessure; cependant il accuse de violentes douleurs pendant qu'on le déshabille et qu'on le place dans un lit.

La balle est entrée au côté droit, au-dessous des fausses côtes, dans le flanc; la sortie est au côté gauche, dans l'espace interosseux compris entre la dixième et la onzième côte; sur un plan postérieur à celui de l'entrée, nombreuses esquilles dans la plaie de sortie. Une ligne horizontale passant par la première ouverture démontre que l'ouverture de sortie est de six centimètres au-dessus de son niveau, par conséquent, le trajet de la balle est oblique de droite à gauche; de bas en haut et d'avant en arrière; l'ouverture d'entrée est presque linéaire, ou plutôt a la forme d'un ovale très-allongé, ne mesurant dans sa plus grande dimension que deux centimètres.

L'ouverture de sortie est plus longue, elle atteint quatre centimètres; elle n'est pas régulière, peut-être la cause de cette irrégularité vient-elle des déchirures produites par les petits fragments d'os que nous trouvons dans l'intérieur de la plaie. La onzième côte est fracturée à l'union de son tiers postérieur avec les deux tiers antérieurs.

A voir la direction de la blessure, on pourrait supposer les lésions les plus graves, la colonne vertébrale pouvait être lésée, les mouvements des jambes sont parfaitement libres, donc l'axe cérébro-spinal n'a pas été atteint ; il pouvait y avoir lésion des gros troncs vasculaires contenus dans l'abdomen, la mort eût été instantanée, donc aucun gros vaisseau n'a été lésé ; enfin on pouvait supposer une lésion des intestins, rien ne l'indiquait.

Le blessé est plein de confiance et n'accuse aucune douleur lorsqu'il reste immobile.

Quelles étaient les indications à remplir ? Fermer la plaie d'entrée, débrider la plaie de sortie, afin d'enlever toutes les esquilles qui pouvaient être une cause de blessure pour les organes voisins, enfin limiter les mouvements du thorax au moyen d'un bandage de corps convenablement appliqué qui, en même temps, maintiendrait les différentes pièces du pansement des plaies.

La plaie d'entrée est fermée exactement au moyen de deux épingles à sutures, la deuxième plaie est débarrassée complètement de ses esquilles et recouverte simplement d'un linge fenêtré et d'un gâteau de charpie, le tout est matelassé par une lame de coton cardé et maintenu par un large bandage de corps.

A ce moment, le blessé éprouve un besoin d'uriner et rend par le canal de l'urètre une grande quantité de sang mêlé à l'urine.

Nous ne pouvons admettre une lésion de la vessie qui, même à l'état de plénitude le plus exagéré, ne saurait atteindre la hauteur du trajet de la blessure. Nous supposons donc une lésion du rein gauche, toute la région correspondante est très-douloureuse.

Prescription : limonade tartrique, deux pots.

La nuit n'a pas été mauvaise, le blessé a un peu dormi, mais le ventre est devenu douloureux. L'urine continue à couler mélangée à une proportion notable de sang, aucun caillot. Le blessé a eu une selle parfaite, évidemment le tube digestif n'est pas lésé. Prescription : 3 bouillons froids, limonade tartrique, fomentation émolliente sur le ventre qui est tendu, météorisé, douloureux.

Le 22, nous avons une péritonite traumatique parfaitement caractérisée.

Prescription : diète, eau gommeuse, embrocation avec la pommade

Onguent mercuriel. . . .	10	grammes.
Extrait de belladone . . .	4	
Extrait d'opium	1	
Axonge	30	

Une lame de ouate sur le ventre.

Les urines continuent à apparaître mêlées à du sang.

Le 23, même prescription, le pouls paraît plus développé, le météorisme du ventre a diminué, il est toujours douloureux, surtout dans la région du rein gauche.

Les 24 et 25, les accidents de péritonite vont en diminuant, l'urine n'a plus qu'une teinte rosée très-légère.

Panade et pruneaux.

Limonade tartrique, deux 1/4 de lavements émollients.

Le 28, tous les accidents de péritonite ont disparu.

Panade et pruneaux, lait pour boisson.

Nous retirons les épingles de la plaie d'entrée qui est presque cicatrisée, la plaie de sortie de la balle offre une suppuration de bonne nature.

Le blessé est très-docile et reste parfaitement immobile et couché sur le dos ; du reste, les moindres mouvements déterminent de la douleur, tandis que l'immobilité amène une sédation complète.

A partir de ce moment jusqu'à la guérison complète, nous n'avons rien à signaler qui mérite d'attirer l'attention.

Vers la fin de septembre, à la suite d'une suppuration abondante et de bonne nature, nous voyons la cicatrisation de la plaie de sortie s'opérer lentement, mais enfin d'une manière parfaite.

Le 15 octobre, nous avons une cicatrice adhérente un peu enfoncée, et l'on sent profondément une tumeur osseuse qui n'est que le cal volumineux réunissant les deux parties divisées de la onzième côte.

La cicatrisation des plaies, la disparition des accidents de péritonite et la cessation de l'hématurie étaient sans doute une série de phénomènes très-heureux, mais ces succès ne constituaient pas une guérison complète, car au moindre mouvement pour s'asseoir ou se lever, le blessé éprouvait dans le ventre des tiraillements très-douloureux qui n'ont bien cessé que vers le 15 novembre, après l'usage prolongé des bains tièdes. Ces douleurs, ces tiraillements perçus dans l'intérieur de l'abdomen provenaient probablement de tractions opérées sur des adhérences péritonéales anormales, conséquence soit de la lésion elle-même de cette membrane, soit de la péritonite consécutive.

Le 28 novembre, après un traitement de trois mois, Escoubé pouvait marcher, se baisser, se relever sans douleur ; il était parfaitement guéri et envoyé dans son pays jouir d'un congé de convalescence de trois mois. Depuis cette époque, nous avons revu Escoubé et, à le voir marcher et faire son service, on croirait à peine à la gravité de la blessure qu'il a reçue.

Cette blessure est remarquable d'abord à cause de la distance d'où le coup est parti, distance que nous avons pu préciser ; elle prouve la force d'impulsion des projectiles lancés par la carabine des chasseurs à pied, force capable de traverser le corps d'un homme de part en part à une aussi grande distance et de briser en même temps un os très-résistant à cause de sa mobilité.

Si à l'aide d'un instrument piquant on traverse le corps d'un cadavre en suivant exactement la ligne indiquée par les ouvertures d'entrée et de sortie de la balle chez notre blessé, on est étonné de ne pas avoir eu dans le cas actuel des accidents plus graves que ceux que nous avons relatés.

Comment la balle a-t-elle évité la lésion du colon transverse, de l'intestin grêle, des gros vaisseaux qui se rencontrent de toutes parts dans l'abdomen ? Il nous est impossible de comprendre et de dire la marche du projectile dans l'abdomen.

Nous ne pouvons signaler que la lésion d'un rein, la fracture d'une côte, la péritonite consécutive et les douleurs qui ont persisté longtemps dans l'intérieur de l'abdomen, douleurs résultant de tiraillements de cicatrices internes que nous pouvons que supposer.

Il est certain que la différence de densité des tissus pénétrés par les balles, la forme des cavités naturelles et des organes qu'elles contiennent impriment aux projectiles des changements de direction que nous ne pouvons connaître que par l'inspection directe ou par les phénomènes physio-logico-pathologiques.

Tous les traités de plaies par armes à feu fourmillent d'exemples de déviation des balles au milieu de nos tissus. Les ouvertures d'entrée et de sortie des projectiles ne sauraient indiquer d'une manière précise le trajet suivi par ceux-ci.

Nous ferons remarquer la tranquillité, le défaut d'inquiétude chez notre blessé, le jour même de la blessure et les jours suivants. Ces conditions qui se sont maintenues pendant tout le traitement méritent d'être prises en grande considération dans le pronostic à porter au sujet d'une blessure. Rarement, dans des circonstances semblables, nous avons vu une terminaison funeste donner un démenti aux prévisions du blessé. On dirait qu'une sorte d'instinct lui fait connaître qu'aucun organe important n'est lésé, ou si la blessure est grave, le patient, sans se rendre compte du fait, a conscience de la force de résistance de son organisme.

Lyon. — Imp. d'Aimé Vingtrinier.

www.ingramcontent.com/pod-product-compliance
Ingram Content Group UK Ltd.
Pitfield, Milton Keynes, MK11 3LW, UK
UKHW021030200726
13857UKWH00004B/1687

9 782012 879546